Hèla Ben Jmaà
Fatma Boudaya

Cirurgia de bypass aorto-femoral

Hèla Ben Jmaà
Fatma Boudaya

Cirurgia de bypass aorto-femoral

Enxertos de bypass da aorta abdominal

ScienciaScripts

Cover image: www.ingimage.com

This book is a translation from the original published under ISBN 978-620-6-72063-8.

Publisher:
Sciencia Scripts
is a trademark of
Dodo Books Indian Ocean Ltd. and OmniScriptum S.R.L publishing group

120 High Road, East Finchley, London, N2 9ED, United Kingdom
Str. Armeneasca 28/1, office 1, Chisinau MD-2012, Republic of Moldova, Europe
Printed at: see last page
ISBN: 978-620-8-04222-6

CIRURGIA DE BYPASS AORTO-FEMORAL

I- INTRODUÇÃO

A doença oclusiva aterosclerótica da junção aórtica e dos eixos ilíacos é o local preferencial da doença aterosclerótica, que é uma doença geral que pode afetar todas as artérias de médio e grande calibre [1].

O tratamento destes doentes tem beneficiado dos avanços na imagiologia diagnóstica baseada em ecografia, TC e angiografia. As opções de tratamento para a doença oclusiva aorto-ilíaca são o tratamento endovascular e o tratamento cirúrgico, ambos com um desenvolvimento considerável, auxiliado por técnicas de imagem cada vez mais sofisticadas. O tratamento endovascular está indicado principalmente para lesões focais de extensão moderada, enquanto a cirurgia está indicada para doentes com lesões longas e múltiplas. Esta cirurgia está associada a uma taxa de morbilidade e mortalidade significativa, dominada por complicações cardíacas e digestivas.

II- EPIDEMIOLOGIA

1- Frequência :

É uma patologia comum em todo o mundo, particularmente em pessoas idosas com factores de risco cardiovascular. Numerosos estudos foram efectuados nos últimos 20 anos para definir a prevalência desta doença, que se estima em 1% antes dos 50 anos e mais de 7% após os 60 anos [2].

No estudo epidemiológico alemão sobre o índice tornozelo-braquial, um em cada cinco doentes foi considerado como tendo doença arterial com mais de 65 anos [3].

Em África, a urbanização rápida e descontrolada e as grandes mudanças no estilo de vida estão na origem do aumento da prevalência da diabetes, da obesidade e da hipertensão arterial, que são os principais factores de risco da doença arterial dos membros inferiores [4].

2- Idade :

Está bem estabelecido que o risco cardiovascular aumenta com a idade. De acordo com o estudo de Criqui [5], 2,5% dos pacientes com menos de 60 anos, 8,3% dos pacientes entre 60 e 69 anos e 18,8% dos pacientes com mais de 70 anos tinham doença arterial. O estudo de Boccalon [6], em França, mostrou uma prevalência da doença de 8% nos doentes com menos de 50 anos, contra 13,3% nos indivíduos com mais de 80 anos. A probabilidade de arterite, mantendo-se todos os outros factores iguais, aumenta 23% por cada faixa etária de 10 anos. A idade média do doente no momento do diagnóstico é de cerca de 50 anos.

3- Género :

A arteriopatia obliterante dos membros inferiores é mais comum em homens do que em mulheres durante o período reprodutivo, com uma razão de sexo que varia de 1 a 8 [7]. O estudo de Créqui [5] rastreou 613 pacientes no sul da Califórnia para doença arterial, e verificou que a razão de sexo variava com a idade do paciente, mas ainda era predominantemente masculina, com uma média de 1,3.

4- Factores de risco :

Existem 6 principais factores de risco diretamente envolvidos na patogénese da aterosclerose: tabagismo, hipertensão, diabetes, dislipidemia, hereditariedade e idade [8].

Existem outros factores que aumentam o risco cardiovascular porque favorecem os principais factores de risco. São eles: a obesidade, o sedentarismo, os factores nutricionais, os factores psicossociais e a insuficiência renal crónica [9].

- **Tabagismo:** O tabagismo é um fator de risco chave na aterogénese aorto-ilio-femoral [10]. Aumenta a morbidade e a mortalidade cardiovascular, que depende da dose e da duração da exposição.

De acordo com o Edinburg Artery Study, um ensaio aleatório que envolveu 1592 pacientes com idades compreendidas entre os 55 e os 74 anos, o risco relativo de desenvolver doença arterial foi 3,7 vezes maior nos fumadores do que nos não fumadores [11].

- **Hipertensão:** A hipertensão é um importante fator de risco cardiovascular, definido como pressão arterial sistólica = 140 mm Hg e/ou pressão arterial diastólica = 90 mm Hg em 2 visitas separadas. A relação entre a tensão arterial e o risco cardiovascular é contínua.

O estudo prospetivo do Reino Unido sobre a diabetes (UKPDS) mostrou que um aumento de 10 mm Hg na pressão arterial sistólica estava associado a um aumento de 25% no risco de AVC [12].

- **Diabetes:** A diabetes mellitus é uma das doenças não transmissíveis mais comuns no mundo atual. É um importante fator de risco cardiovascular que se tornou uma epidemia em vários países [13].

Existe uma associação clara entre a diabetes e o aumento da prevalência da doença arterial obliterativa dos membros inferiores. Os doentes diabéticos têm 4 a 6 vezes mais probabilidades de desenvolver doença arterial periférica do que os não diabéticos.

No Estudo de Diabetes de San Luis Valley, 13,7% dos pacientes diabéticos tinham doença arterial [14].

O UKPDS mostrou que um aumento de 1% na HbA1c estava associado a um aumento de 28% no risco de desenvolver doença arterial periférica [12].

- **Dislipidemia:** Numerosos estudos demonstraram o papel indiscutível do colesterol plasmático e das suas fracções nas doenças cardiovasculares causadas pela aterosclerose.

O papel prejudicial das suas várias fracções depende da existência de um aumento do colesterol LDL, de uma diminuição do colesterol HDL e de uma relação colesterol total/colesterol HDL > 4,5 [15].

O estudo de Framingham mostrou que o aumento dos níveis de colesterol total aumentou com a incidência de claudicação intermitente [16].

História familiar: O estudo de Framingham mostrou que a ocorrência de uma morte cardiovascular num dos pais aumentava em 30% o risco de doença coronária nos filhos [17].

- **Excesso de peso:** O aumento da gordura corporal (obesidade e excesso de peso) é um problema de saúde pública. O excesso de gordura abdominal está também associado ao risco cardiovascular.

-Outros factores de risco: estilo de vida sedentário, stress e factores psicossociais, hiper-homocisteinemia, factores trombogénicos como níveis elevados de fibrinogénio, insuficiência renal crónica....

5- Lesões associadas :

Existe uma correlação entre a OMAI e outras localizações de estenose arterial ateromatosa, uma vez que os factores de risco para estas patologias são idênticos, assim como a sua fisiopatologia. De acordo com o estudo REACH, que é um estudo prospetivo e observacional realizado durante 2 anos em 44 países e que incluiu 67888 doentes com idade superior a 45 anos com doença vascular coronária, cerebral ou dos membros inferiores, a combinação de pelo menos 2 patologias vasculares foi observada em 15,9% dos casos [18].

- Estenose da artéria renal: a associação de uma lesão aorto-ilíaca com estenose de uma artéria renal é frequente: a associação com estenose ≥ 70% de pelo menos uma artéria renal principal ocorre em 15 a 30% dos casos, e a associação com lesões bilaterais ocorre em 5 a 20% dos casos [19].

- Estenose das artérias digestivas: esta estenose está frequentemente associada à lesão oclusiva aorto-ilíaca, mas é muitas vezes assintomática. Só se revela no pós-operatório sob a forma de gangrena intestinal. Em alguns pacientes com aterosclerose da artéria mesentérica superior, submetidos à revascularização aorto-ilíaca, a isquemia intestinal pode não ocorrer até meses ou anos depois [20].

- Estenose da artéria carótida: De acordo com J.P. Leschi [21], as seguintes taxas podem ser assumidas para a associação de IAMC com lesões assintomáticas da artéria carótida interna extra-craniana:

Estenose = 50% ou oclusão: 30 a 36% (em comparação com 2 a 6% na população em geral)

Estenose = 70%: 8 a 12%.

Oclusão: 5 a 8%.

- **Estenose de artérias coronárias:** Segundo L. Chiche [22], a prevalência de insuficiência coronária nos candidatos a cirurgia aorto-ilíaca por arteriopatia dos membros inferiores situa-se entre 21% e 33%.

III- ESTUDO CLÍNICO

1- Circunstâncias da descoberta :

O diagnóstico da AOS pode ser estabelecido através de interrogatório, exame clínico e testes para-clínicos não-invasivos [23].

A arteriopatia pode ser completamente assintomática, descoberta durante um exame sistemático, quer seja ou não orientada por uma patologia ateromatosa associada.

A OMAI assintomática tem uma definição hemodinâmica: um índice de pressão sistólica tornozelo/braço inferior ou igual a 0,9 [24].

No estudo de Roterdão, 99,4% dos indivíduos com um IPS igual ou superior a 0,90 não tinham claudicação intermitente, enquanto apenas 6,3% dos indivíduos com um IPS inferior a 0,90 tinham claudicação [25].

A claudicação intermitente é um incómodo doloroso e progressivo, semelhante a uma cãibra, mais frequentemente na barriga da perna, que aumenta com a duração ou a velocidade da marcha e acaba por obrigar o doente a parar, fazendo com que a dor desapareça em poucos minutos. A intensidade da dor varia, assim como a sua localização: pode também afetar as nádegas, as coxas ou as plantas dos pés. A diminuição do perímetro de marcha é indicativa de um agravamento da isquémia. A claudicação intermitente é o sintoma clínico clássico, mas afecta apenas 10% a 35% dos doentes com OAMI [26].

A classificação de Leriche e Fontaine é uma classificação clínica em 4 fases:

- Estádio I: assintomático, e ao exame clínico: abolição de um ou mais pulsos.
- Fase II: claudicação intermitente: dor tipo cãibra que ocorre progressivamente durante a marcha, numa zona muscular específica, mais frequentemente a barriga da perna. Esta dor aumenta à medida que o doente continua a andar e a

sua intensidade obriga-o a parar. Desaparece em menos de 10 minutos após a paragem do esforço e reaparece quando se retoma a marcha, após a mesma distância.

- Estádio III: dor de decúbito (isquémia permanente).

Trata-se de uma dor distal que começa nos dedos dos pés, surge após um período variável de decúbito, quanto mais curto for o período, mais grave é a insuficiência arterial, e é aliviada colocando o membro em ortostatismo, fazendo com que o doente se levante uma ou várias vezes por noite, obrigando-o depois a manter a perna pendurada. É muito intensa e resistente aos analgésicos, indicando uma isquémia permanente ligada a lesões arteriais extensas, com um prognóstico grave e exigindo um tratamento urgente.

- Estádio IV: Pode manifestar-se de várias formas e com diferentes graus de gravidade: úlcera arterial, necrose do dedo do pé ou mesmo gangrena.

Na isquémia crítica, a dor surge algumas horas após o decúbito e é aliviada pela colocação do membro em posição horizontal. Esta posição de perna pendente provoca edema de estase, agravando a insuficiência circulatória.

As doenças tróficas resultam de uma isquémia permanente que leva à necrose dos tecidos. Trata-se de gangrena ou de úlceras. A gangrena afecta as extremidades. Pode ser espontânea ou provocada por um traumatismo. Começa na polpa dos dedos dos pés e estende-se mais ou menos para cima. A necrose é seca, mas pode tornar-se húmida em caso de superinfeção. As úlceras isquémicas são frequentemente dolorosas e ocorrem no pé, tornozelo ou perna. As formas agudas ou subagudas são menos frequentes do que as formas crónicas e estão associadas a tromboses agudas da aorta. A oclusão aguda da aorta sub-renal deve-se quer a um êmbolo que obstrui todo o arco aórtico, quer a uma trombose aguda de estenoses pré-existentes. A apresentação clínica pode ser enganadora; não é raro que o doente seja encaminhado para a neurologia por um défice sensitivo-motor extenso dos membros inferiores, ou mesmo para a cirurgia geral por uma síndrome pélvica.

2- Exame físico :

O exame físico deve ser bilateral e comparativo. Baseia-se em :

- Inspeção de ambos os membros inferiores

- Palpação dos pulsos periféricos

- Medição do índice de pressão sistólica: o IPS é atualmente parte integrante da investigação arterial dos membros inferiores e foi incorporado nas definições de IAMO, que têm em conta o impacto clínico e hemodinâmico da lesão ateromatosa obliterante. Fornece informações sobre a qualidade da perfusão sanguínea do tornozelo e avalia o impacto hemodinâmico de eventuais lesões arteriais a montante. Abaixo de 0,90, o SPI indica um IAMC com uma sensibilidade de 95% e uma especificidade próxima de 100% [27]. Acima de 1,30, define uma calcose média da perna. É também útil para monitorizar a evolução da doença arterial em tratamento.

IV- TESTES ADICIONAIS

A imagiologia da aorta abdominal e das artérias dos membros inferiores evoluiu consideravelmente nos últimos anos, com a utilização da tomografia computorizada (TC) e da ressonância magnética (RM). A imagiologia registou progressos tanto em termos diagnósticos como terapêuticos, com o advento dos tratamentos endovasculares da doença oclusiva aorto-ilíaca.

1- Ultrassom Doppler arterial :

É um exame não invasivo que fornece informações morfológicas e hemodinâmicas, que podem ser combinadas para quantificar uma estenose e estudar o leito arterial a jusante. É atualmente o exame de primeira linha efectuado nos doentes com IAMC. Os protocolos de realização da ecografia arterial com Doppler dos membros inferiores variam de uma equipa para outra, assim como os critérios utilizados para diagnosticar as estenoses.

- Modo bidimensional standard: utilizado para analisar a morfologia vascular. O vaso tem um lúmen anecoico e uma parede ecogénica, cuja espessura, regularidade e eventuais calcificações são avaliadas em corte axial ou longitudinal em relação ao eixo do vaso.

- O modo Doppler pulsado analisa a velocidade do fluxo sanguíneo: o valor das velocidades registadas ao nível de uma estenose, a montante e a jusante, é função do grau dessa estenose.

- O Doppler a cores codifica a coluna de sangue que circula na artéria de acordo com uma escala de cores ligada à velocidade e à direção do fluxo sanguíneo. Este mapeamento de cores identifica a zona de aceleração ou de turbulência gerada pela estenose.

Trata-se de uma técnica de imagiologia que utiliza ultra-sons, pelo que não é irradiante, não é invasiva e pode ser realizada à cabeceira do doente. É um exame dependente do operador. A quantificação por ultrassom Doppler das estenoses e oclusões na OMAI esbarra, portanto, em dificuldades técnicas. O estado do doente é avaliado com base nos seguintes critérios: difusão das lesões, calcificações que impedem a penetração dos ultra-sons, excesso de peso, interposições digestivas, lesões e cicatrizes cutâneas, edema, mobilidade limitada do doente que dificulta a visualização dos eixos arteriais. É utilizado para caraterizar o tipo de lesão (estenose ou obliteração), a sua topografia e o seu impacto hemodinâmico. Pode também ser utilizado para monitorizar a evolução do tratamento.

2- Angioscan :

Dada a natureza invasiva da arteriografia, o angioscanner tornou-se o exame de referência para avaliar com precisão as lesões e estabelecer a indicação terapêutica. O princípio é obter uma série de cortes milimétricos sucessivos durante a opacificação venosa das estruturas vasculares e justapor as imagens para reconstruir a anatomia vascular [28].

Trata-se de um teste rápido e facilmente disponível, muito útil em situações de emergência. As suas desvantagens são a exposição à radiação e a nefrotoxicidade dos produtos de contraste iodados. Uma das vantagens da TAC é o facto de permitir estudar não só o lúmen arterial, mas também visualizar a placa ateromatosa no interior da parede arterial. Pode ser utilizada para detetar calcificações na aorta e nos seus ramos, nomeadamente nas artérias renais, nas artérias viscerais e nas artérias dos membros inferiores. Pode também ser utilizado para estudar o estado da circulação colateral.

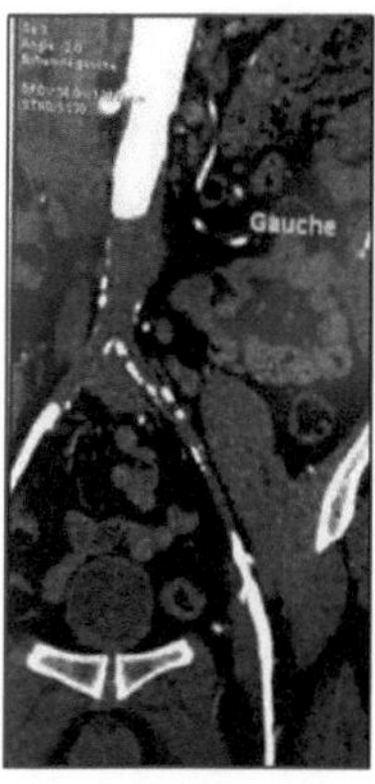

Figura 1: Angioscan mostrando trombose da bifurcação aórtica.

3- Angio-RM :

Trata-se de uma técnica não invasiva, que não implica punção arterial, exposição a raios X ou injeção de contraste iodado, e que geralmente inclui uma ou mais sequências morfológicas e uma sequência angiográfica. As sequências morfológicas são adquiridas por spin eco ou eco de gradiente rápido, com ponderação T1 ou mesmo T2. O plano axial é útil para analisar a parede da aorta e os tecidos circundantes, enquanto os planos frontal e sagital podem ser utilizados para localizar a patologia em relação às artérias renais e digestivas e à bifurcação aórtica.A ressonância magnética tem a vantagem de evitar espontaneamente os problemas associados à radiação e aos produtos de contraste iodados. Está reservada aos doentes alérgicos ao iodo e aos doentes com insuficiência renal.

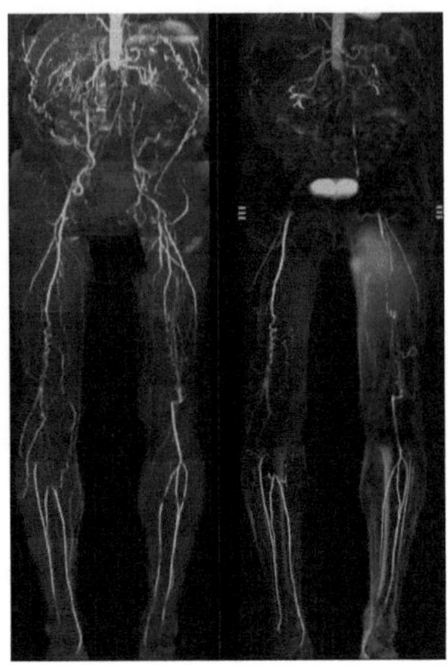

Figura 2: Avaliação da doença arterial periférica com angiografia por ressonância magnética mostrando doença oclusiva aorto-ilíaca bilateral [29].

4- Arteriografia :

A artéria é abordada por punção percutânea utilizando a técnica de Seldinger e, em seguida, a artéria é cateterizada utilizando um guia hidrofílico ou revestido de teflon, permitindo a introdução de um introdutor de válvula 4 ou 5 F. As sondas têm um lúmen interno para injetar o agente de contraste no vaso cateterizado. É necessário um injetor automático de meio de contraste para permitir um fluxo de extensão do membro homolateral à punção arterial durante um tempo proporcional ao tamanho do equipamento utilizado. A arteriografia fornece um mapa da árvore arterial desde a aorta e artérias ilíacas até aos pés. É utilizada para localizar estenoses e oclusões. Mostra a colateralidade, o estado das artérias a montante e a jusante das lesões, e o estado das artérias renais e viscerais [30].

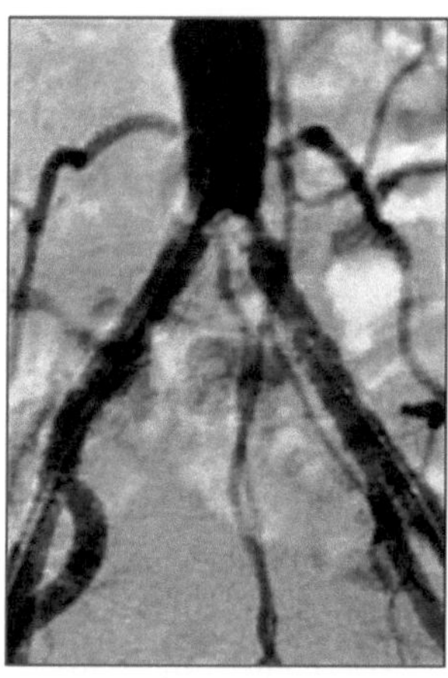

Figura 3: Arteriograma digitalizado mostrando uma lesão estenótica calcificada bilateral na origem das artérias ilíacas primitivas [31].

No entanto, já não é utilizada para fins diagnósticos, mas continua a ter um papel importante na pré-terapia, nomeadamente nos procedimentos de intervenção. As limitações da angiografia são essencialmente a falta de análise direta da parede arterial e do seu ambiente.

V- TRATAMENTO

1- Tratamento médico :

A HAS recomendou que todos os doentes com doença arterial periférica assintomática ou sintomática devem ser tratados com uma combinação de um inibidor da enzima de conversão, uma estatina e um agente antiplaquetário [32].

O treino regular de marcha também melhora os sintomas, com um aumento do perímetro de marcha dos doentes [33].

O controlo dos factores de risco também é importante: deixar de fumar e controlar rigorosamente os níveis de açúcar no sangue, de acordo com as orientações da Associação Americana de Diabetes, são de extrema importância [34].

A hipertensão deve ser controlada de acordo com as recomendações do Joint National Committee VII, e os níveis de colesterol de acordo com os do National Cholesterol Education Program Adult Treatment Panel III [35].

2- Tratamento cirúrgico :

Os dois métodos clássicos de tratamento cirúrgico das lesões oclusivas aorto-ilíacas são a tromboendarterectomia e o bypass aorto-bifemoral ou aorto-bi-ilíaco. Os bypasses extra-anatómicos axilofemoral e axilobifemoral são uma técnica cirúrgica alternativa descrita em 1966 por Blaisdell e Hall [36].

2- 1- Avaliação pré-operatória :

- **Avaliação do estado cardíaco:** A associação de arteriopatia dos membros inferiores e de ateroma das artérias coronárias é bastante frequente. Uma avaliação coronária é, por conseguinte, essencial antes da operação e deve incluir um exame clínico, um interrogatório e um ECG em repouso. A cintigrafia miocárdica com tálio é uma boa alternativa à prova de esforço. O ecocardiograma detecta anomalias na contração do miocárdio, áreas de acinesia indicativas de enfartes anteriores e eventuais anomalias valvulares associadas. Se estes testes forem positivos, está indicada a angiografia coronária.

- **Avaliação dos troncos supra-aórticos:** A combinação de arteriopatia dos membros inferiores e lesão dos vasos cerebrais é menos comum do que a doença arterial coronária, mas não deve ser subestimada.

A pesquisa de lesões nos troncos supra-aórticos inclui um exame neurológico, a pesquisa de um ataque isquémico transitório e uma ecografia Doppler sistemática dos troncos supra-aórticos.

- **Avaliação dos vasos digestivos:** A procura de envolvimento mesentérico é avaliada por angio-scanner pré-operatório.

- **Avaliação da função renal:** A estenose da artéria renal deve ser suspeitada em doentes hipertensos ou com insuficiência renal. O interrogatório e os testes laboratoriais são a base desta investigação. A ecografia renal e a ecografia com Doppler das artérias renais devem ser realizadas em caso de dúvida.

- **Avaliação da função respiratória:** É necessária uma avaliação pré-operatória da função respiratória, dada a frequência de complicações respiratórias em fumadores e quando é utilizada uma abordagem transperitoneal.

2- 2- Técnicas de revascularização cirúrgica :

A cirurgia aberta convencional baseia-se na cirurgia de bypass aorto-ilíaco ou aorto-femoral, endarterectomia aorto-ilíaca e cirurgia de bypass extra-anatómico [37, 38].

- **Endarterectomia:** A endarterectomia é uma das técnicas mais antigas da cirurgia vascular. Foi introduzida em 1946 por Dos Santos, que foi o primeiro a realizar uma endarterectomia para tratar uma lesão oclusiva da artéria femoral superficial [39].

Em 1951, Wylie foi o primeiro a realizar uma endarterectomia do segmento aorto-ilíaco [40]. Le Veen [40] foi o primeiro a descrever a técnica de endarterectomia retroperitoneal semifechada, em 1965. Ele descreveu a remoção manual da placa aterosclerótica por meio de arteriotomias curtas da aorta e das artérias ilíacas e utilizando um dispositivo de desbloqueio arterial [40,41].

Esta técnica tem em conta a organização tricamada da parede arterial e a possibilidade de clivagem das lesões com uma espátula, geralmente no plano do limite elástico externo situado ao nível do terço externo da média, sendo essencial uma extremidade suavemente inclinada da placa de endarterectomia, sem protrusão intimal, para evitar complicações trombo-embólicas imediatas ou precoces. A ausência de estenose residual após o encerramento direto da arteriotomia é a forma mais eficaz de prevenir a reestenose a médio ou longo prazo. Por este motivo, é preferível o encerramento sobre uma prótese ou um remendo de alargamento venoso.

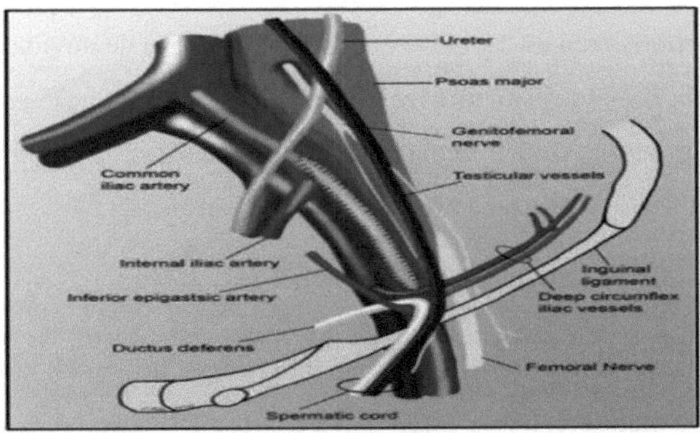

Figura 4: Ilustração da endarterectomia da artéria ilíaca externa com ampliação do retalho [42].

A endarterectomia é mais frequentemente efectuada em lesões curtas que são totalmente expostas por uma arteriotomia centrada na lesão. A endarterectomia pode ser efectuada como adjuvante da cirurgia de bypass.

- **Revascularização por enxertos de bypass:** O objetivo dos enxertos de bypass é criar uma derivação, direcionando o sangue de uma área saudável localizada a montante da lesão aterosclerótica para outra área saudável localizada a jusante, numa área afetada pela isquemia.

Existem dois tipos de bypass: anatómico ou extra-anatómico.

A disponibilidade de bypasses aorto-femoral e aorto-bifemoral de Dacron possibilitou a substituição das técnicas de endarterectomia na década de 1970 [43].

Quando a operação é limitada a um bypass aorto-femoral ou aorto-ilíaco, é utilizada uma abordagem transperitoneal ou retroperitoneal. A abordagem retroperitoneal: ème A incisão começa na linha média, dois dedos abaixo do umbigo e dirige-se para a ponta da costela, que se estende 3 cm para além.

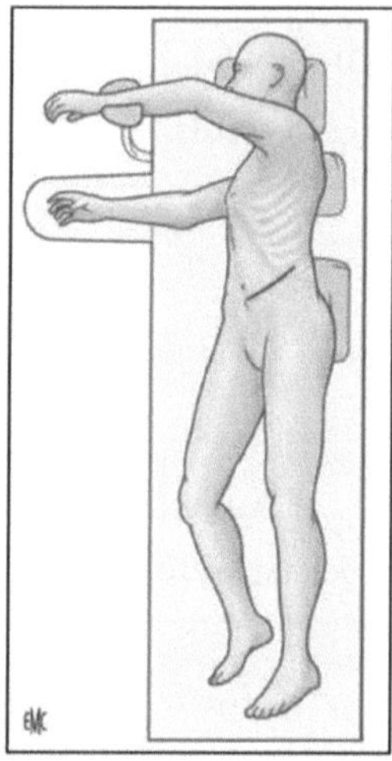

ème **Figura 5:** Abordagem retroperitoneal de Rob: incisão cutânea desde a linha média até à ponta da costela [44].

Uma vez abertas as camadas musculares, a aorta abdominal e os vasos ilíacos são expostos após o descolamento do peritoneu [44].

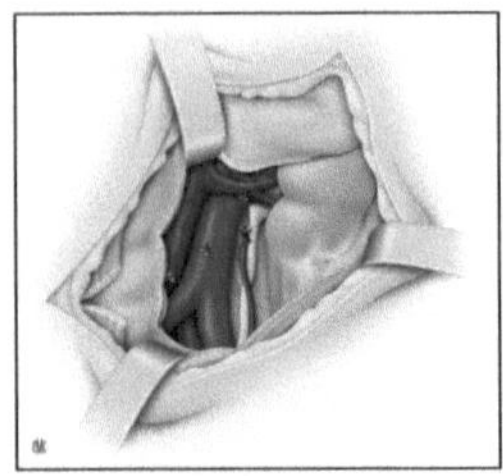

Figura 6: Exposição da aorta e das artérias ilíacas por via retroperitoneal [44].

A abordagem retroperitoneal da aorta está associada a menos complicações pulmonares e menos internações em unidades de terapia intensiva do que a abordagem transperitoneal [45]. Abordagem transperitoneal: O paciente fica em decúbito dorsal, com uma haste transversal sob a região lombar. O cirurgião é posicionado à esquerda do paciente, com dois assistentes em frente. Essa abordagem pode ser feita por uma incisão mediana do apêndice xifoide até a região sub-subumbilical (xifo-púbica), ou por uma incisão transversa envolvendo apenas os dois músculos retos.

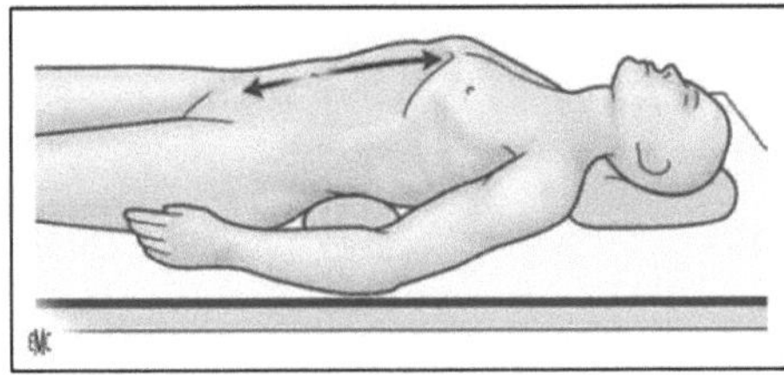

Figura 7: Abordagem por laparotomia xifopúbica mediana [44].

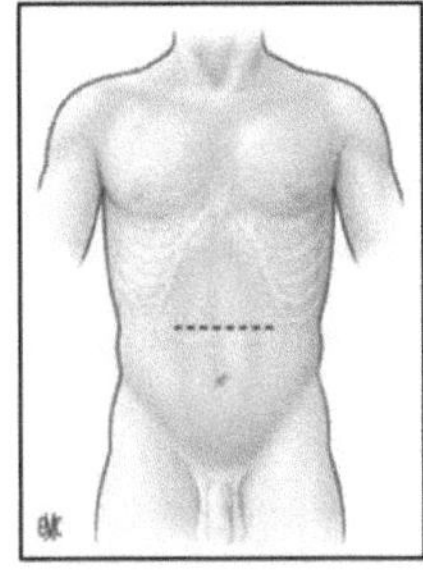

Figura 8: Laparotomia transversal respeitando os grandes músculos abdominais [44].

A via transperitoneal tem a vantagem da simplicidade. Permite uma exploração visceral completa e um procedimento visceral associado, e facilita a revascularização da artéria ilíaca interna, da artéria mesentérica inferior, da artéria renal e da artéria mesentérica superior para além dos primeiros seis centímetros. No entanto, está associada a uma taxa não negligenciável de complicações parietais secundárias, como a ventração e as complicações respiratórias. A extensão para os tripés femorais é conseguida de forma muito simples através de uma incisão separada no triângulo de Scarpa. A operação inicia-se com uma exploração visceral completa, seguida de uma incisão latero-duodenal do peritoneu parietal posterior, desbloqueando o ângulo duodeno-jejunal. O ângulo duodeno-jejunal é desbloqueado. O bordo inferior da veia renal esquerda é então marcado, o que normalmente constitui o limite superior da dissecção. A incisão peritoneal é continuada para baixo até ao ilíaco, tendo o cuidado de evitar o pedículo ureteral. A artéria ilíaca primitiva pode então ser controlada separadamente, respeitando as raízes do nervo pré-sacro, e depois, eventualmente, os ramos desta artéria: a artéria ilíaca externa e a artéria hipogástrica.A extensão proximal para controlar a aorta inter-renal e as artérias renais pode requerer a mobilização ou a secção da veia renal esquerda. Uma extensão proximal para controlar a aorta supra-celíaca é facilmente obtida através da mesma incisão na linha média. Este pode ser efectuado ao nível da aorta supra-celíaca ou imediatamente acima das artérias renais. Após a colocação da pinça suprarrenal e a realização da arteriotomia, o trombo e os detritos ateromatosos são removidos com precisão sob controlo visual. A escolha entre uma anastomose proximal da aorta sub-renal de ponta a ponta ou de ponta a lado é controversa. A anastomose término-terminal permite que a aorta e a prótese se encontrem de forma congruente, de modo a não haver competição com os eixos ilíacos. A peritonização e o isolamento da prótese da estrutura duodenal são facilitados, reduzindo assim a incidência de fístulas protético-digestivas. As desvantagens deste método são a exposição dos doentes a um risco adicional de disfunção erétil e o facto de apenas garantir a revascularização retrógrada do segmento aórtico e das artérias ilíacas internas subjacentes. No entanto, a anastomose término-terminal é tecnicamente mais difícil na presença de placas calcificadas posteriores, exigindo um clampeamento aórtico muito elevado. Em contrapartida, a anastomose término-lateral é tecnicamente mais simples de realizar e permite manter o fluxo direto em todos os ramos arteriais provenientes da aorta sub-renal.

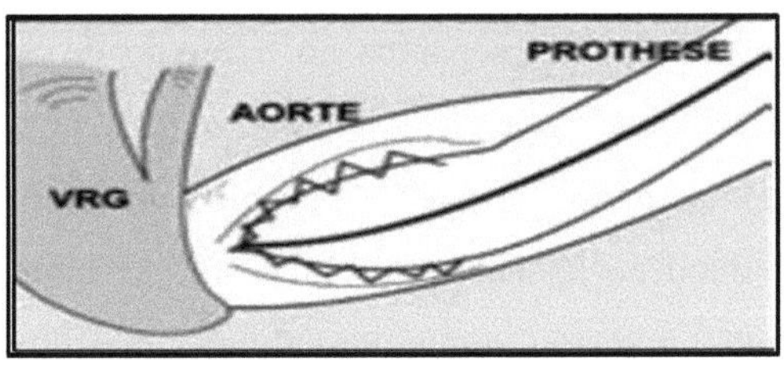

Figura 9: Visão intra-operatória de uma anastomose aórtica protética endolateral [46].

Consequentemente, reduz a incidência de disfunção erétil e isquémia colónica. No entanto, expõe o paciente à turbulência, à plicatura dos ramos na sua origem e às fístulas protético-digestivas [47]. O bypass aorto-bilíaco evita todas as complicações associadas à abordagem do triângulo de Scarpa: linforréia, infeção protética e falso aneurisma anastomótico protético-femoral. O bypass aorto-bifemoral é necessário nos casos de lesões da artéria ilíaca externa. Pode ser combinado com uma plastia profunda em caso de estenose ostial da artéria femoral profunda ou com uma endarterectomia do tripé femoral.

- **Revascularização associada das artérias renais:** A oclusão ateromatosa aorto-ilíaca está frequentemente associada a lesões das artérias renais.

Tradicionalmente, as reconstruções da artéria renal têm sido efectuadas em doentes com doença sintomática, como hipertensão resistente ao tratamento médico, ou insuficiência renal, associada a estenose da artéria renal hemodinamicamente significativa. A cirurgia reconstrutiva da artéria renal para estenose assintomática concomitante da artéria renal em pacientes submetidos à reconstrução da aorta para correção de aneurisma ou doença oclusiva aorto-ilíaca é mais controversa [48]. A lógica para uma política tão agressiva está centrada em dados publicados sobre a história natural da estenose da artéria renal. Schreiber et al [49] relataram dados angiográficos de artérias renais mostrando progressão da doença em 44% dos casos. Trinta e nove por cento das estenoses superiores a 75% foram ocluídas ao longo do tempo, enquanto que apenas 5% das lesões inferiores a 50% foram ocluídas. Zierler et al [50] documentaram uma taxa de oclusão anual de 5% para lesões da artéria renal maiores que 60%. Da mesma forma, 4 outros estudos retrospectivos que utilizaram angiografia durante um período de 10 anos demonstraram uma taxa de progressão global de 36% a 53%, frequentemente associada a uma função renal reduzida [49, 51]. Estudos têm demonstrado que procedimentos cirúrgicos para preservação e estabilização renal têm minimizado o uso de diálise a longo prazo nestes pacientes [51, 52, 53, 54, 55].

- **Revascularização associada das artérias digestivas:** É atualmente aceite que qualquer estenose superior a 70% da artéria mesentérica superior representa um risco elevado de complicações isquémicas digestivas precoces no pós-operatório [56]. O bypass aorto-mesentérico combinado com bypass aorto-bifemoral ou endarterectomia aórtica aumenta consideravelmente o tempo de operação, mas pode prevenir o enfarte mesentérico pós-operatório [57].

- **Revascularização de lesões femoropoplíteas associadas:** Um procedimento de revascularização em duas fases está indicado quando existem lesões femoropoplíteas significativas associadas em doentes gravemente isquémicos.

- **Bypasses extra-anatómicos:** Introduzidos por Freeman e Leeds, em 1952, são definidos como bypasses que deixam uma obliteração arterial completa ou parcial no local e revascularizam o eixo arterial a jusante da mesma, através de um bypass que não segue o trajeto anatómico do eixo arterial nativo [58]. Estes procedimentos são mais freqüentemente utilizados para lesões do junção aorto-ilíaca e os eixos ilíacos [59]. Estes bypasses caracterizam-se pela sua simplicidade técnica e baixa agressividade cirúrgica. A sua utilização deve ser reservada apenas a doentes de alto risco cirúrgico, ou com abdómen hostil ou história de infeção protésica que impeça a cirurgia aorto-ilíaca direta. Estas revascularizações são representadas por bypasses axilofemorais ou axilibifemorais, e bypasses femorofemorais cruzados no caso de lesões ilíacas unilaterais.

- **Cirurgia laparoscópica minimamente invasiva:** A laparoscopia é uma técnica cirúrgica minimamente invasiva de diagnóstico e intervenção, que consiste em aceder à cavidade abdominal sem abrir a parede abdominal. Reduz a agressão cirúrgica provocada pelas incisões abdominais ou lombares. O objetivo é tratar as lesões aorto-ilíacas com uma taxa de patência superior a 90% aos 5 anos, beneficiando das vantagens da cirurgia minimamente invasiva, nomeadamente a redução do trauma cirúrgico. Dion descreveu o primeiro bypass aorto-bifemoral videoassistido em 1993 [60].

No passado, o cateter de Swan Ganz era utilizado para estimar o volume sanguíneo de forma fiável. Atualmente, este cateter foi substituído pelo ecocardiograma transesofágico, que pode ser utilizado para detetar alterações hemodinâmicas e da perfusão miocárdica, com o objetivo de reduzir a mortalidade e morbilidade cardiovascular [61]. A ecografia permite uma melhor avaliação da carga ventricular esquerda, através da estimativa dos volumes ventriculares, permitindo também a análise da cinética segmentar da parede ventricular esquerda e, consequentemente, a deteção precoce e sensível da isquémia miocárdica, que se manifesta por discinesias ou acinesias mais ou menos extensas.

A avaliação da contratilidade miocárdica e do volume sanguíneo por ecocardiografia transesofágica deve, portanto, ser mais utilizada em doentes com antecedentes de doença cardíaca, de forma a otimizar o seu tratamento intra e pós-operatório; em alternativa, a monitorização por cateter na artéria pulmonar está indicada em determinados doentes selecionados após avaliação pré-operatória. Em 1996, Berens et al [62] publicaram a primeira série de 4 casos de cirurgia vídeo-assistida de doença oclusiva aorto-ilíaca. No mesmo ano, Dion et al [63] descreveram os 2 primeiros casos de cirurgia laparoscópica de bypass aorto-bifemoral por doença oclusiva aorto-ilíaca. Assim como na cirurgia convencional, a cirurgia aorto-ilíaca laparoscópica pode ser realizada por via transperitoneal ou retroperitoneal [64]. As particularidades da laparoscopia em relação à cirurgia aberta são: o procedimento tecnicamente exigente, a criação do pneumoperitoneu, a colocação de trocateres através de incisões de 5 a 10 mm e a utilização de instrumentos específicos. O doente é posicionado em decúbito lateral a 45°, permitindo que o tubo digestivo se desloque naturalmente para a direita sob o efeito da gravidade, libertando a zona de acesso à aorta. É introduzido um primeiro trocarte no flanco esquerdo e é insuflado um pneumoperitoneu, criando um grande espaço de trabalho intra-abdominal. Um laparoscópio equipado com uma câmara é introduzido no abdómen. Dois trocartes são inseridos perto da linha média e os instrumentos utilizados para a dissecção são introduzidos. A aorta é abordada no retroperitoneu. A principal dificuldade das restaurações aórticas totalmente laparoscópicas reside na realização da anastomose arterial.

- **Resultados da cirurgia laparoscópica:** A cirurgia laparoscópica apresenta várias vantagens: menos dores no pós-operatório devido à redução da abertura abdominal, menos complicações cardíacas e respiratórias no pós-operatório, menos tempo de hospitalização e um regresso mais rápido à vida normal. Esta técnica, que tem sido objeto de vários aperfeiçoamentos técnicos, foi concebida para oferecer aos doentes uma revascularização do coração e do pulmão tão eficaz como a realizada por meios convencionais, com uma invasão mínima, e tem apresentado resultados promissores em termos de eficácia e segurança [65].

2-3- Tratamento endovascular :

O tratamento percutâneo das lesões obstrutivas da junção aorto-ilíaca é atualmente uma alternativa segura em termos de morbilidade, mortalidade e patência. Evita a necessidade de laparotomia e as complicações associadas. As técnicas endovasculares desempenham atualmente um papel importante no tratamento da OMAI [37]. De facto, as tendências no tratamento da doença oclusiva aorto-ilíaca alteraram-se. As taxas de cirurgia de bypass aorto-femoral diminuíram, enquanto o uso de angioplastia e stenting da artéria ilíaca aumentou [66]. Estudos recentes de tratamento endovascular dos casos mais graves de doença oclusiva aorto-ilíaca têm mostrado resultados próximos aos da cirurgia aberta [67]. Várias técnicas, cujos resultados a longo prazo permanecem irregulares, são atualmente propostas: - Angioplastia com balão: Consiste em restaurar um diâmetro suficiente ao lúmen arterial através da insuflação de um balão introduzido através de um guia por punção arterial à distância (habitualmente através da artéria femoral) e posicionado em contacto com a lesão aterosclerótica. A angioplastia com balão único pela técnica do kissing balloon é utilizada pela maioria dos autores para o tratamento de estenoses curtas (menores que 2 cm), concêntricas e não calcificadas da junção aorto-ilíaca [68]. A insuflação simultânea dos balões de angioplastia, colocados ao nível da junção aorto-ilíaca, a partir de cada uma das artérias ilíacas primitivas, evita as complicações encontradas nas angioplastias unilaterais, como a embolização ou a compressão ilíaca contralateral [69].

Angioplastia com stent: os avanços nas técnicas e instrumentos endovasculares permitiram ampliar o leque de opções de recanalização durante o tratamento das oclusões ilíacas crónicas [70]. As indicações do stent na literatura são a recanalização de oclusões da aorta subrenal e da bifurcação aórtica, falha e complicações da angioplastia com balão e lesões complexas, sendo que a taxa de sucesso técnico deste procedimento é de apenas cerca de 80% [71]. Entretanto, o uso de sistemas de reentrada tem melhorado os resultados destes procedimentos.

Estudos têm sugerido que as taxas de patência a longo prazo se aproximam do padrão ouro do bypass aortofemoral [72]. Jacobs et al [73] relataram a maior série com 20 oclusões ilíacas recanalizadas usando um dispositivo de reentrada e uma taxa de sucesso de 100%. A meta-análise de Bosch [72] demonstrou que o sucesso técnico inicial do stent aorto-ilíaco foi superior ao do stent simples com balão (96% versus 91%), com taxas de mortalidade e morbilidade idênticas, e que o stent reduziu o risco de insucesso a longo prazo em 39%, comparativamente ao stent simples com balão. Na série de Kashyap et al [67], 86 pacientes foram randomizados para cirurgia de bypass bifemoral e 83 para revascularização percutânea. Os autores concluíram que a revascularização percutânea é uma alternativa adequada e menos invasiva à revascularização cirúrgica anatómica para o tratamento de lesões aorto-ilíacas graves.

3- Indicações:

A estratégia terapêutica deve ser adaptada ao estado geral do doente, à morfologia e à extensão das lesões e do leito a jusante, bem como à experiência pessoal dos profissionais que se ocupam destes doentes.

- Recomendações do ACC (American College of Cardiology) e da AHA (American Heart Association):

Nos últimos 25 anos, houve uma mudança nas indicações, com o tratamento da doença oclusiva aorto-ilíaca a passar da cirurgia aberta por bypass aorto-bilíaco ou aorto-bi-femoral para tratamentos endovasculares para doenças difusas (TASC D). Esta preferência por técnicas menos invasivas baseia-se em evidências e é motivada por um menor tempo de internamento (ou tratamento totalmente ambulatório) e uma redução da morbilidade e mortalidade peri-operatória, ao mesmo tempo que se consegue uma patência comparável (as taxas de patência primária aos 4 a 5 anos são de 60% a 86%, e as taxas de patência secundária são de 80% a 98%) [74].

- **Recomendações da ESC [75]:** As recomendações emitidas pela ESC (Sociedade Europeia de Cardiologia) baseiam-se exclusivamente em critérios de lesão. Estas recomendações são :

- Quando a revascularização é indicada, o tratamento endovascular inicial é recomendado para lesões aorto-ilíacas TASC A, B e C.

- Uma abordagem endovascular primária pode ser considerada para lesões aorto-ilíacas TASC D em doentes com co-morbilidades graves, em equipas experientes.

- O stent primário é preferível ao stent seletivo no caso de uma lesão aorto-ilíaca.

Recommendations for revascularization in patients with aortoiliac lesions

Recommendations	Class[a]	Level[b]
When revascularization is indicated, an endovascular-first strategy is recommended in all aortoiliac TASC A–C lesions.	I	C
A primary endovascular approach may be considered in aortoiliac TASC D lesions in patients with severe comorbidities, if done by an experienced team.	IIb	C
Primary stent implantation rather than provisional stenting may be considered for aortoiliac lesions.	IIb	C

[a]Class of recommendation.
[b]Level of evidence.
TASC = TransAtlantic Inter-Society Consensus.

Figura 10: Recomendações para revascularização de lesões aorto-ilíacas [75].

Apesar da relativa ausência de dados que avaliem os seus resultados a longo prazo, estas recomendações conferem ao tratamento endovascular da arteriopatia um lugar de destaque. Em 2011, a Sociedade Europeia de Cardiologia (ESC) [76] e as diretrizes ACC / AHA PAD [77] recomendaram uma abordagem endovascular primária para as lesões aorto-ilíacas. As lesões limítrofes devem ser avaliadas com gradientes hemodinâmicos e tratadas com stent primário [78].

O estudo Bravissimo [79], que avaliou os resultados dos stents vasculares no tratamento de lesões ilíacas em 325 pacientes com lesões TASC A, B, C e D, demonstrou 100% de sucesso técnico com uma taxa de perviedade primária em

24 meses de 87,9%.

- **Recomendações do TASC II para lesões aorto-ilíacas [80]:** De acordo com a classificação TASCII de doença oclusiva aorto-ilíaca, as lesões podem ser classificadas como tipo A, B, C ou D, com o tipo A representando estenose segmentar curta da artéria ilíaca comum ou externa. As lesões aumentam em complexidade com o tipo B, depois com o tipo C e, finalmente, com o tipo D, que representa oclusões de segmentos longos das artérias ilíacas comuns e externas.

De acordo com as recomendações do TASC II, a terapia endovascular é o método de tratamento preferido para lesões do tipo A. A cirurgia é preferida para as lesões do tipo D. Alguns doentes com lesões de tipo B e C podem ser tratados com cirurgia ou terapia endovascular, dependendo da escolha informada do doente, das co-morbilidades médicas e da experiência do cirurgião [80].

No caso de lesões associadas do eixo fêmoro-poplíteo, alguns estudos demonstraram que a cirurgia de bypass fêmoro-poplíteo simultâneo está indicada independentemente do estágio clínico, pois aumenta a perviedade a longo prazo de uma prótese aórtica [81].

VI- RESULTADOS DO TRATAMENTO CIRÚRGICO

A cirurgia melhora a qualidade de vida funcional dos doentes ao salvar membros.

1- Bypasses extra-anatómicos :

Os resultados dos bypasses extra-anatómicos (axilofemoral ou femorofemoral) não são tão bons como os dos bypasses aortofemoral ou aorto-ilíaco, sendo a mortalidade operatória de 0 a 4% para o bypass femorofemoral e de 2 a 11% para o bypass axilo-bifemoral [29]. O estudo de Liedenbaum MH et al [82] encontrou uma taxa de mortalidade em 30 dias de 17%. Esta taxa é muito maior do que a encontrada em um estudo similar de Martin e Katz, que foi de 4,9% [83]. Schneider et al [84] descreveram uma taxa de mortalidade aos 30 dias de 18% no seu grupo de bypass axilofemoral. Estas elevadas taxas de mortalidade podem ser explicadas pelo facto de os doentes do grupo de bypass axilofemoral serem mais velhos e terem mais factores de risco importantes do que os doentes submetidos a bypass aorto-bifemoral. A taxa de patência primária a 5 anos para cirurgia de bypass extra-anatómico para doença oclusiva aorto-ilíaca é de 19-50% para o bypass axilo-bifemoral e 44-85% para o bypass femorofemoral [29]. O estudo de Liedenbaum MH e Verdam FJ encontrou uma taxa de patência primária de 49% em 3 anos [82]. A taxa de patência aos 3 anos foi de 72% no estudo de Martin e Katz, e de 63% no estudo de Schneider et al [83, 84]. Olson et al [85] examinaram os resultados da cirurgia de bypass axilofemoral realizada como tratamento para a falha da revascularização anatómica inicial. Aos 18 meses, a taxa de patência destes bypasses extra-anatómicos foi de 54%.

2- Derivações anatómicas :

O procedimento de bypass aórtico está associado a um risco pós-operatório significativo devido à complexidade das complicações cirúrgicas e médicas. A mortalidade é devida não só à lesão periférica, mas também a outros locais de doença ateromatosa, nomeadamente coronária e cerebral. Este facto explica a mortalidade operatória em séries recentes de cerca de 2,7% para a cirurgia de bypass aorto-femoral [86]. Anidjar et al [87] relataram uma taxa de mortalidade inferior a 3% após 385 restaurações anatómicas da aorta realizadas para lesões oclusivas. Baseado em dados de mais de 3.500 procedimentos de bypass bifurcado da aorta, este estudo mostrou que durante os primeiros 30 dias, 3,6% dos pacientes morreram e aproximadamente um quinto teve uma complicação maior [88].A cirurgia de bypass bifurcado da aorta deve, portanto, ser considerada um procedimento de alto risco e requer uma avaliação pré-operatória meticulosa sempre que uma opção endovascular for excluída. A maioria dos estudos tem demonstrado que as causas cardíacas estão no topo da lista de mortalidade em pacientes com doença arterial, sendo responsáveis por mais de 50% das mortes no período pós-operatório imediato. A insuficiência renal é também uma das principais causas de mortalidade peri-operatória. De facto, a lesão da artéria renal foi observada em até 29% dos doentes com doença oclusiva aorto-ilíaca crónica. Devido a esta associação com a doença, os primeiros estudos sugeriram que a reparação simultânea deveria ser efectuada se o doente apresentasse um risco cirúrgico adequado. Esta abordagem simplificaria a gestão do doente e evitaria uma cirurgia secundária e a necessidade de múltiplas administrações de anestesia. No entanto, estes procedimentos combinados têm, historicamente, implicado taxas mais elevadas de morbilidade e mortalidade.

O Estudo Cooperativo de Hipertensão Renovascular de 1975 encontrou uma taxa de mortalidade de 25% em pacientes submetidos a procedimentos combinados. Outros relatos recentes demonstraram taxas de mortalidade peri-operatória de 2% a 6% [89, 90, 53].

Na série de R. Clement Darling [49], se os pacientes submetidos à correção aórtica emergente forem separados daqueles submetidos à correção aórtica eletiva com reconstrução concomitante da artéria renal, a taxa de mortalidade operatória não é estatisticamente diferente daquela dos pacientes submetidos à correção aórtica isolada. A cirurgia de revascularização anatómica da aorta abdominal expõe os doentes a complicações específicas, como a isquémia do miocárdio e do mesentério e a insuficiência renal. Outras complicações decorrem da laparotomia, como as complicações respiratórias.

As complicações cardíacas, sejam elas insuficiência coronariana aguda, insuficiência cardíaca ou distúrbios do ritmo, são uma das principais causas de mortalidade após cirurgia da aorta abdominal [62].

A taxa de enfarte pós-operatório é atualmente inferior a 3%. Os métodos de diagnóstico das complicações cardíacas isquémicas pós-operatórias baseiam-se na clínica, na análise do eletrocardiograma, na ecocardiografia trans-torácica e na medição dos níveis de troponina plasmática.O estudo de Bredahl e Jensen [88] encontrou uma taxa de complicações cardíacas de 6%, sendo que 30% dos doentes com complicações cardíacas faleceram nos primeiros 30 dias após a revascularização anatómica aorto-ilíaca. As complicações respiratórias podem incluir pneumonite infecciosa, atelectasia com congestão brônquica ou insuficiência respiratória aguda. De acordo com o estudo de Bredahl e Jensen [88], as complicações pulmonares foram as complicações médicas mais frequentes. Cerca de 10% dos seus doentes sofreram de pneumonia ou síndrome de dificuldade respiratória ou necessitaram de ventilação mecânica prolongada. No entanto, esta taxa é inferior à taxa de 13% a 16% de complicações pulmonares graves registada noutros estudos [91]. Em casos excepcionais, pode ocorrer isquémia da medula espinal. O risco de AVC após cirurgia de revascularização da aorta abdominal é estimado em 1%. Num relatório de 1390 doentes submetidos a operações vasculares não carotídeas, incluindo reconstrução aórtica e cirurgia de bypass dos membros, a incidência global de AVC ou ataque isquémico transitório foi de 0,9% [92].

A isquémia medular é uma complicação excecional da cirurgia aórtica realizada sob clampagem sub-renal [93]. Nos poucos casos relatados na literatura, parece ser conseqüência de uma embolia distal, seja por uma interrupção na vascularização dos ramos lombossacros das artérias ilíacas internas, seja por um nascimento anormal da artéria de Adamkiewicz. Os factores de risco são a clampagem suprarrenal, a clampagem aórtica prolongada, a hipotensão arterial intra-operatória, a ausência de heparinização sistémica prévia à clampagem e, sobretudo, a anastomose aórtica término-terminal.As complicações digestivas são as complicações mais frequentes após a cirurgia da aorta abdominal. A isquémia mesentérica é uma das complicações mais graves após a cirurgia da aorta abdominal. A isquémia mesentérica é uma das complicações mais graves após a cirurgia da aorta abdominal. Na fase inicial, o exame clínico é frequentemente pobre, sem indicação de sinais clínicos específicos. O síndroma abdominal consiste essencialmente em sinais ligeiros de obstrução, por vezes com retoma precoce do trânsito através de diarreia fétida ou sanguinolenta, sendo a colonoscopia pós-operatória utilizada para determinar a extensão e intensidade das lesões. A reanimação intensiva deve ser associada ao procedimento cirúrgico, que tem duas componentes:

- Um retalho vascular, quer por cirurgia de bypass quer, em caso de embolia, por desobstrução.

- Um componente intestinal que consiste na ressecção das alças intestinais necróticas e no restabelecimento da continuidade digestiva.

Se a isquémia não for demasiado grave e for reversível, apenas é necessária a revascularização.

No estudo de Kim Bredahl, que incluiu todos os doentes submetidos a cirurgia de bypass biilíaco ou aorto-bifemoral na Dinamarca, entre 1993 e 2012, a incidência de isquémia mesentérica foi de 1,6% [88].

O íleo pós-operatório é comum após a cirurgia da aorta abdominal. O trânsito é geralmente retomado em 2ème ou 3ème dias de pós-operatório no caso de uma abordagem retroperitoneal, e entre 3ème e 5ème dias no caso de uma abordagem transperitoneal. Dados publicados de estudos randomizados sugerem que a incidência de íleo paralítico varia de 7% a 10% após operações transperitoneais [94, 95]. A incidência de íleo é menor após operações retroperitoneais. A trombose precoce do bypass é uma complicação grave que pode ocorrer imediatamente após o despertar da cirurgia ou nas horas ou dias seguintes à operação. A incidência de oclusão precoce do bypass aórtico bifurcado foi de 1,9% na série de Kim Bredhal [88].

Clinicamente, a trombose manifesta-se frequentemente por uma isquémia aguda, que pode ir desde a frieza à cianose, passando por perturbações sensitivo-motoras do(s) membro(s) em causa. Por vezes, a trombose é assintomática, sendo o diagnóstico confirmado pelo exame de pulso e pelo Doppler pós-operatório. Uma vez efectuado o diagnóstico, o doente deve ser submetido a uma intervenção para eliminar a obstrução, por vezes com reparação das anastomoses. A hemorragia pós-operatória precoce é uma complicação comum da cirurgia aorto-ilíaca. Ocorre em 2-6% dos casos [88, 98]. As principais causas de hemorragia pós-operatória são:

- Perturbações da hemostase secundárias a uma sobredosagem de heparina ou a uma coagulopatia induzida por medicamentos. O tratamento consiste na correção dos factores biológicos. É necessária uma nova operação em caso de hematoma de grandes dimensões que provoque o consumo de factores de coagulação.

- Hemorragia cirúrgica de uma ferida vascular ou deiscência anastomótica.

Para evitar hemorragias pós-operatórias, é necessário um controlo da hemostase pré-operatória e recomenda-se precaução durante a operação, com controlos para garantir que as anastomoses são estanques e que a operação é realizada com cuidado para evitar lesões nas veias ilíacas.

Na ausência de lesão renal pré-operatória, a ocorrência de insuficiência renal aguda no período pós-operatório continua a ser um acontecimento raro.

No entanto, pode ocorrer como resultado do agravamento de uma insuficiência renal pré-existente.

A principal causa de insuficiência renal pós-operatória é a hipoperfusão renal secundária à insuficiência cardíaca ou hipovolémia durante a cirurgia, especialmente a descompressão aórtica, podendo também ser secundária à obliteração troncular de uma ou ambas as artérias renais por embolização de material ateromatoso. O pinçamento aórtico suprarrenal também é um fator de insuficiência renal aguda pós-operatória [99].

A taxa de mortalidade causada pela insuficiência renal aguda pós-operatória é de cerca de 1% [88].

A melhor forma de preservar a função renal é manter um estado hemodinâmico estável durante e após a operação e repor imediatamente as perdas de sangue através de um protocolo de transfusão baseado na monitorização do nível de hemoglobina. As lesões ureterais podem ser uma ferida ureteral per-operatória não reconhecida ou uma necrose ureteral localizada associada a uma desvascularização extensa, sendo estas duas complicações raras. O diagnóstico desta fístula baseia-se na urografia intravenosa, que mostra a saída de um produto opaco. O tratamento da lesão ureteral baseia-se no cateterismo ureteral retrógrado ou na nefrostomia percutânea [100].

O conhecimento completo da relação anatómica do ureter com a bifurcação ilíaca é, portanto, essencial. A lesão direta do ureter é melhor evitada mantendo a dissecção próxima da parede arterial e dissecando o ureter das artérias ilíacas durante a tunelização retroperitoneal. A disfunção sexual após cirurgia aorto-ilíaca está associada a uma combinação de alterações hemodinâmicas na circulação pélvica devido à redução do fluxo hipogástrico e à interrupção do plexo pré-aórtico [101].

A incidência global de infecções protésicas pós-operatórias precoces está estimada em 1 a 2%. Está claramente a diminuir em comparação com as décadas anteriores devido à generalização da profilaxia antibiótica [87].

As infecções protésicas precoces são mais frequentemente causadas por Staphylococcus aureus e são acompanhadas por sinais gerais e locais evidentes. Apesar dos resultados encorajadores a longo prazo da revascularização anatómica da doença oclusiva aorto-ilíaca, continuam a ocorrer complicações tardias ao longo do seguimento. Os resultados das várias séries têm demonstrado que só em casos excepcionais os doentes morrem de aterosclerose aorto-ilíaca, mas mais frequentemente de outra localização de doença ateromatosa ou de outra patologia, nomeadamente neoplasia. A taxa de patência dos bypasses aorto-bifemorais é de 85% aos 5 anos, entre 80 e 90% aos 10 anos, e 70% aos 15 anos [102, 103]. A trombose tardia das próteses é a complicação tardia mais frequente. No entanto, a taxa média anual de trombose situa-se entre os 2% e os 4%, e tende atualmente a diminuir graças à melhoria dos materiais e das técnicas cirúrgicas. A trombose ocorre geralmente num dos dois ramos divisórios de um bypass aorto-bilíaco ou aorto-bifemoral. A trombose tardia pode estar relacionada com a deterioração progressiva do leito a jusante, à medida que a doença ateromatosa progride, especialmente em doentes com factores de risco ateroscleróticos não controlados [104]. O tratamento da oclusão protésica tardia pode envolver trombectomia cirúrgica, revascularização por bypass extra-anatómico ou substituição completa da prótese:

- A trombectomia da prótese é o tratamento mais frequentemente utilizado pela maioria das equipas. Trata-se de um procedimento simples efectuado sob anestesia local ou local-regional com uma abordagem à Scarpa.

No entanto, este procedimento pode levar à embolização contralateral ou ao enfraquecimento da anastomose proximal.

- Substituição protética completa, que proporciona um melhor resultado a longo prazo, mas envolve uma taxa de morbilidade e mortalidade significativa.

- Revascularização extra-anatómica: é um método de tratamento da obliteração tardia de ramos protésicos quando o ramo contralateral permanece patente.

O bypass trans-femoral pode ser usado como uma opção cirúrgica alternativa se o eixo arterial iliofemoral contralateral estiver livre de estenoses significativas, e especialmente se a trombectomia falhar ou a trombose for diagnosticada tardiamente [105,106]. A aorta torácica também pode ser usada como local para anastomose proximal em cirurgia de repetição [107].

A abstenção do tratamento é indicada quando o desconforto funcional é mínimo e a vitalidade do membro não está em risco. Os falsos aneurismas anastomóticos resultam da deiscência da anastomose, causada pela diferença de complacência entre a prótese e a artéria nativa ao longo do tempo [108]. O tempo de aparecimento é muito variável, de alguns meses a vários anos. A incidência desta complicação é muito difícil de avaliar, pois permanecem assintomáticos durante muito tempo. A localização femoral é a mais frequente, com uma incidência de 3 a 6% neste local [108], devido à maior frequência de problemas cicatriciais e às tensões mecânicas a que a anastomose está sujeita a este nível, favorecidas pelos movimentos de flexão-extensão da coxa. Akker [109] estimou o risco de falso aneurisma aos 15 anos em 10% na anastomose aórtica e 15% na anastomose femoral.

Os factores que contribuem para o desenvolvimento desta complicação são :

- Tensão excessiva na anastomose devido a um comprimento inadequado da prótese.

- Sutura deficiente no local da anastomose.

- A espessura da parede arterial durante a endarterectomia.
- Rutura do material de sutura devido a infeção.

O diagnóstico de um falso aneurisma femoral é geralmente simples, uma vez que se trata frequentemente de uma massa pulsátil da escarpa. Os aneurismas da aorta e das ilíacas são frequentemente assintomáticos. Progridem no sentido da expansão, produzindo oclusão da prótese ou êmbolos responsáveis pela degradação progressiva do leito a jusante; ou compressão de um órgão intra-abdominal próximo (duodeno, ureter, veia cava inferior); ou rutura, produzindo dor e hemorragia de gravidade variável. Os falsos aneurismas anastomóticos devem ser tratados mesmo que sejam assintomáticos, devido ao risco de rutura e embolização distal. A reparação cirúrgica envolve a ressecção do aneurisma seguida da restauração da continuidade arterial. O tratamento destas lesões através da colocação de stents tem sido proposto por vários autores. Os resultados da reparação de falsos aneurismas são bons, sobretudo se a reparação for efectuada de forma programada. A infeção protésica tardia é uma complicação grave que pode ameaçar o prognóstico vital e funcional do doente e a sua incidência varia de 1 a 2%. Ocorre frequentemente vários anos após o procedimento inicial. O Staphylococcus aureus é o germe mais frequentemente implicado. Aguiar et al [108] observaram uma incidência de infeção da prótese de 2,4% após 10 anos de acompanhamento. Estas infecções tardias podem ser responsáveis por reacções inflamatórias a longo prazo, ou por complicações protésicas como tromboses ou falsos aneurismas anastomóticos.

A imagiologia pode ser utilizada para encontrar argumentos a favor de :

- Uma grande coleção à distância da operação, com uma parede espessada e irregular realçada pela injeção de meio de contraste, ou um estado pré-supurativo com infiltração da gordura retroperitoneal.

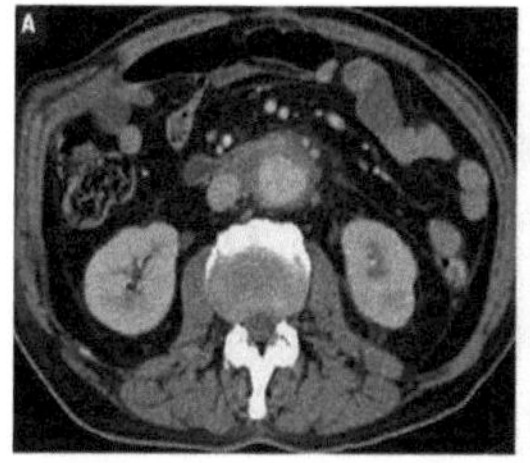

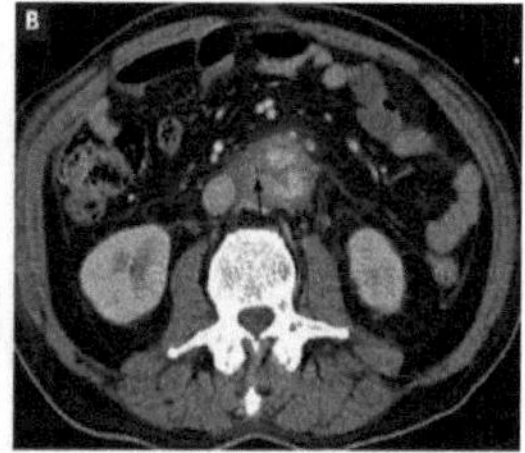

Figura 11: Angioscan mostrando infeção de prótese aórtica: coleção periprotética com infiltração de gordura periaórtica [110].

- Sinais que podem indicar um estado fissurado: irregularidade do contorno de uma anastomose ou uma imagem de adição após opacificação.

-Um local infecioso adjacente numa estrutura digestiva (fístula aorto-entérica, sigmoidite).

O tratamento destas infecções envolve uma terapia antibiótica extensiva, com explantação da prótese e restauração da continuidade arterial, que pode ser assegurada por :

- A ligadura da aorta combinada com a revascularização axilofemoral está associada a uma elevada taxa de reinfeção e trombose protésica [111].

- Revascularização in situ com material biológico (aloenxerto arterial) ou material protésico (prótese impregnada com uma solução antibiótica à base de rifampicina).

Os aloenxertos arteriais criopreservados, que têm mostrado resultados satisfatórios a longo prazo, são o material de eleição para restaurações in situ em casos de infeção protética [112].

Nos casos em que a infeção é localizada, medidas locais como irrigação local com antibioterapia, drenagem e desbridamento podem ser suficientes. As fístulas protésico-digestivas representam 1% das complicações das próteses aórticas abdominais e ocorrem com um atraso médio de vários anos. São as complicações mais graves das infecções protésicas. A sua patogénese envolve factores mecânicos de erosão e factores infecciosos. O segmento intestinal mais frequentemente envolvido é a parte distal do duodeno (0,5 a 2,4% dos casos), mas pode também envolver uma ansa ileal ou jejunal, o cólon direito, o cólon esquerdo, ou mesmo o apêndice [114].

O diagnóstico de uma fístula protésico-digestiva baseia-se numa série de factores:

- A hemorragia digestiva é o principal sintoma.

- A febre é também um sintoma frequente. A presença de uma síndrome séptica grave de início tardio é altamente sugestiva de uma fístula protésico-digestiva em vez de uma sépsis protésica sem fístula.

- Dor epigástrica.

O diagnóstico baseia-se na endoscopia digestiva, que procura uma úlcera parietal do duodeno, e na tomografia computorizada helicoidal abdominal. A TAC deve incluir

Um estudo sem injeção ou ingestão de contraste, depois uma série após opacificação vascular para pesquisa de passagem de contraste do lúmen aórtico para o lúmen digestivo, e uma série após ingestão de contraste para pesquisa de extravasamento de contraste do lúmen digestivo para o espaço periaórtico [115]. A reparação digestiva deve ser efectuada antes da revascularização, sempre que possível, de modo a eliminar a contaminação do material de substituição. A continuidade arterial é restabelecida através de um aloenxerto arterial ou de um bypass axilofemoral ou axilobifemoral extra-anatómico, para evitar complicações infecciosas associadas à prótese no local [116]. As possíveis causas de morte são a rutura do coto aórtico, no caso de revascularização extra-anatómica, e a recorrência da fístula, no caso de revascularização in situ. As complicações urológicas tardias são dominadas pelas dilatações pielo-calicinais, que são bastante frequentes no pós-operatório imediato da cirurgia da aorta. Se estas persistirem, a obstrução deve ser removida. A obstrução pode ser devida a fibrose cicatricial reactiva no local onde o ureter atravessa a prótese, ou a tunelização da prótese à frente do ureter, que fica comprimido entre a prótese e o eixo arterial nativo. Os problemas sexuais podem manifestar-se como disfunção erétil ou problemas de ejaculação secundários a uma secção dos nervos pré-sacrais.

VII- CONCLUSÃO

O tratamento das lesões oclusivas aorto-ilíacas está a evoluir rapidamente. O desenvolvimento de técnicas endovasculares, que resultam num aumento do sucesso do procedimento, na redução das complicações e no aumento da permeabilidade a longo prazo, continua a reduzir o papel da cirurgia, particularmente nas lesões aorto-ilíacas curtas. As taxas de cirurgia de bypass da aorta estão a diminuir, enquanto a utilização de angioplastia e stenting está a aumentar. No entanto, a cirurgia reparadora anatómica da aorta abdominal sub-renal é um tratamento comprovado para o tratamento da doença oclusiva aorto-ilíaca. No período pré-operatório, a principal preocupação é a avaliação do risco operatório. No intra-operatório, a escolha da técnica anestésica é essencial, assim como a monitorização hemodinâmica rigorosa. Finalmente, o pós-operatório é marcado pelo risco de complicações cardíacas e respiratórias, bem como por complicações específicas que devem ser diagnosticadas precocemente. No entanto, a aterosclerose pode ser descoberta na presença de distúrbios tróficos, dor de decúbito ou sinais de oclusão arterial aguda.O estudo morfológico e topográfico destas lesões está hoje bem estabelecido graças à ecografia e à tomografia computorizada dos eixos arteriais.A avaliação pré-operatória é uma parte importante da estratégia terapêutica. O seu objetivo é reduzir a morbilidade e a mortalidade peri-operatória, melhorando assim a sobrevivência a longo prazo. Dada a frequente associação entre lesões ateromatosas coronárias e carotídeas e arteriopatia dos membros inferiores, e a significativa morbilidade e mortalidade pós-operatória, é fundamental a realização de um "work-up" coronário e carotídeo em todos os doentes propostos para revascularização anatómica da aorta abdominal. O desenvolvimento de técnicas de tratamento endovascular simplificou o tratamento das lesões oclusivas arteriais. No entanto, a revascularização anatómica a partir da aorta abdominal sub-renal continua a ser o tratamento de referência para as lesões classificadas como TASC C e D. A cirurgia a nível aorto-ilíaco tem uma taxa de mortalidade relativamente elevada, de cerca de 2,7%, devido à frequência de doença coronária e carotídea associada [86].

A morbilidade precoce é essencialmente representada por complicações cardíacas, tais como insuficiência coronária aguda, insuficiência cardíaca ou perturbações do ritmo cardíaco; complicações isquémicas digestivas e cerebrais; e trombose do bypass. A trombose precoce do bypass é uma complicação pouco frequente, afectando entre 1,4% e 8,4% dos doentes [96, 97]. A mortalidade tardia está principalmente relacionada com outros locais de doença ateromatosa, nomeadamente cardíaca, e com causas neoplásicas. Os doentes com doença oclusiva aorto-ilíaca submetidos a cirurgia de bypass aorto-bifemoral devem ser monitorizados regularmente durante toda a vida após a cirurgia para reduzir o risco de falência protésica devido a oclusão aorto-femoral.progressão da doença aterosclerótica ou o desenvolvimento de um aneurisma anastomótico tardio. Estes doentes apresentam também uma elevada taxa de estenose da anastomose distal, na maioria das vezes devido a hiperplasia miointimal. As complicações tardias são principalmente infecções da prótese e falsos aneurismas anastomóticos. As restaurações aorto-bi-ilíacas ou bi-femorais têm uma excelente taxa de patência a longo prazo, mas podem ocorrer complicações oclusivas. O falso aneurisma anastomótico é uma complicação grave com consequências por vezes fatais. A infeção tardia do material protésico é também uma complicação importante que pode comprometer o prognóstico vital e funcional do doente. A sua incidência varia de 1 a 2%. A revascularização cirúrgica anatómica das lesões ateroscleróticas aorto-ilíacas tem, portanto, indicações específicas. O sucesso deste procedimento invasivo depende sobretudo do condicionamento do doente através de uma avaliação pré-operatória completa da doença aterosclerótica e de um controlo peri-operatório rigoroso. Isto permite detetar e salvar o doente de complicações que poderiam pôr em causa o seu prognóstico vital.

BIBLIOGRAFIA

[1] Brewster DC. Reconstrução direta para a doença oclusiva aorto-ilíaca. In: Rutherford RB ed. Vascular Surgery. Philadelphia: Saunders, 1995. pp 766-794.

[2] Bacourt F, Foster D, Mignon E. Atherosclerosis obliterans of the lower limbs. Encycl Méd Chir, Angéologie 2002; p 19-1510.

[3] Diehm C, Schuster A, Allenberg JR, Darius H, Haberl R, Lange S, et al. Elevada prevalência de doença arterial periférica e co-morbilidade em 6880 doentes dos cuidados primários: estudo transversal. Atherosclerosis 2004; 172(1):95-105.

[4] Mbanya JC, Motala AN, Sobngwi E et al. Diabetes na África Subsariana. Lancet 2010; 375 (9733): 2254-66.

[5] Criqui MH, Fronek A, Barrett-Connor E, Klauber MR, Gabriel S, Goodman D. A prevalência da doença arterial periférica numa população definida. Circulação 2000; 71: 510-5.

[6] Boccalon H, Lehert P, Mosnier M. Avaliação da prevalência de arteriopatia dos membros inferiores em França utilizando o índice sistólico numa população de risco vascular. J Mal Vasc 2000; 25: 38-46.

[7] Urnal J, Vascu O, Su L. Epidemiologia, história natural, factores de risco. Jornal de Cirurgia Vascular 2000; 31(1): 5-34.

[8] Reena L, Todd S, Joshua A et al. Prevenção secundária e mortalidade na doença arterial periférica. Estudo Nacional de Exame de Saúde e Nutrição, 1999 a 2004. Circulation 2011.

[9] Factores de risco cardiovascular e prevenção. Universidade Médica Virtuosa Francófona 2009.

[10] Koskas F, Kieffer E. Lesões oclusivas ateromatosas crónicas da aorta e dos membros inferiores. Encycl Méd Chir, AKOS Encycl Prat de Méd, 2-0450, Cardiologie Angéologie 1999; 615(11):10.

[11] Price JF, Mowbray PI, Lee AJ, Rumley A, Lowe GD, Fowkes FG. Relação entre tabagismo e factores de risco cardiovascular no desenvolvimento de doença arterial periférica e doença arterial coronária: Edinburgh Artery Study. Eur Heart J 2001; 20:344-53.

[12] Kannel WB, Mc Gee DL. Atualização de algumas caraterísticas epidemiológicas da claudicação intermitente: o Estudo de Framingham. J Am Geriatr Soc 2002; 33:13- 8.

[13] Federação Internacional de Diabetes. Atlas da Diabetes 4ª edição. Montreal 2009: 22-36.

[14] Hiatt WR, Marshall JA, Baxter J, Hildebrandt W, Kahn LR, Hamman RF et al. Métodos de diagnóstico da doença arterial periférica no estudo sobre a diabetes de San Luis Valley. J Clin Epidemiol 2003; 43:597-606.

[15] Khan N, ChockalinGam R, Campbell N. Falta de controlo da pressão arterial elevada e recomendações de tratamento no Canadá. Am J Cardiol 2002; 18 (6): 657-61.

[16] Murabito JM, Evans JC, Nieto K, Larson MG, Levy D, Wilson PWF. Prevalência e correlações clínicas da doença arterial periférica no Framingham Offspring Study. Am Heart J 2002; 143:961-5.

[17] Dawber, Royle T. The Framingham Study: The epidemiology of atherosclerotic disease. Cambridge Mass, Havard University press 1980.

[18] Sabouret P, Cacoub P, Dallongeville J et al. REACH: Registo observacional prospetivo internacional em doentes com risco de eventos aterotrombóticos.

Resultados para o braço francês na linha de base e um ano.Arch cardiovasc Dis

2008; 101 (2): 77-8.

[19] Iglesias JI, Hamburger RJ, Feldman L, et al. A história natural da estenose incidental da artéria renal em pacientes com doença vascular aorto-ilíaca. Am J Med 2000; 109: 642-7.

[20] John E Connolly, M.D, Jack H M Kwaan. Revascularização Profiláctica do Intestino. Do Departamento de Cirurgia da Universidade da Califórnia em Irvine e do Centro Médico da Administração de Veteranos de Long Beach, Long Beach, Califórnia.

[21] Leschi JP. Aorta abdominal e artérias carótidas. In: Kieffer E, Coriat P, Thomas D, Eds. Le Polyvasculaire Athéromateux. Paris: Editions AERCV, 2000; 61-83.

[22] Chiche L. Aorta abdominal e artérias coronárias. In: Kieffer E, Coriat P, Thomas D, Eds. Le Polyvasculaire Athéromateux. Paris: Editions AERCV, 2000; 27-59.

[23] Rose GA. O diagnóstico da dor isquémica do coração e da claudicação intermitente em inquéritos de campo. Boletim do Órgão Mundial de Saúde 2000; 27:645-58.

[24] TASC II.Consenso inter-sociedades para o tratamento da doença arterial periférica. Eur J Vasc Endovasc cirurg 2007; 33.

[25] Carter SA. Pressões sistólicas indirectas e ondas de pulso em doenças arteriais oclusivas das extremidades inferiores. Circulação 1968; 37: 624-37.

[26] Hirsch AT, Haskal ZJ, Hertzel NR et al. ACC/AHA 2005 practice guidelines for the management of patients with peripheral arterial disease. Circulation 2006; 113 (11): 1474-547.

[27] Schoul JM, Aranand B, Doumercre P et al. Comparação de factores de risco na angina vascopática sem estreitamento coronário fixo significativo e sem angina vascopática. Am J Cardiol, 1986; 37: 199-202.

[28] Quanadli SD, Lacombe P. Imagiologia cardiovascular (TAC, RMN, angiografia). Capítulo IX/C páginas 1-5.

[29] Khanjan H Nagarsheth, Vincent Lopez Rowe. Doença Oclusiva Aorto-ilíaca. Atualizado: Aug 21, 2017.Vascular Surgery.

[30] Elias A, Lefebvre D. Imagerie vasculaire : artériopathie des membres. Capítulo 8 pp 99111. Edição Masson 1994.

[31] Picquet J, BlinV, Bouyé P, Perdreau G, Thouveny F, Enon B, L'hoste P. Tratamento endovascular por "kissing stent" de lesões obliterantes do carrefour aorto-ilíaco. J Mal Vasc 2005; 30: 163-170.

[32] Gestão da doença arterial aterosclerótica obliterativa crónica dos membros inferiores (indicações para medicação, revascularização e reabilitação). Recomendações para a prática clínica. Haute Autorité de Santé, abril de 2006.

[33] Regensteiner JG, Steiner JF, Hiatt WR. O treino de exercício físico melhora o estado funcional em doentes com doença arterial periférica. J VascSurg 1996; 23: 104-15.

[34] Resumo executivo. padrões de cuidados médicos em diabetes. Diabetes Care 2009; 32(Suppl. 1):S6-S12.

[35] Ong HT. As diretrizes do JNC 7 sobre hipertensão. JAMA 2003; 289:2560-2572.

[36] Blaisdell FW, Hall AD. Bypass femoral axilar para isquemia dos membros inferiores. Surgery 1963;54:563.

[37] Schneider PA. Cirurgia endovascular ou aberta para doença oclusiva aorto-ilíaca? Cardiovasc. Surg 2002; 10: 378-382.

[38] Nogren L, Hiatt WR, Dormandy JA, et al. Consenso inter-sociedades para a gestão da doença arterial periférica. IntAngiol 2007; 26: 81-157.

[39] Dos Santos JC. Sur la désobstruction des thromboses arérielles anciennes. Mem Acad Chir (Paris) 1947; 73: 409-411.

[40] Wylie EJ, Kerr E, Davies O. Experiências experimentais e clínicas com a utilização de fáscia lata aplicada como enxerto sobre artérias principais após trombo-endarterectomia e aneurismorrafia. Surg Gynecol Obstet1951; 93: 257-272.

[41] Le Veen HH, Diaz C, Christoudias G. O retalho intimal pós-endarterectomia. Arch Surg 1973; 107: 664-668.

[42] Ebaugh JL, Gupta N, Raffetto JD, Roxbury W, Massachusetts B. Endarterectomia da artéria ilíaca externa com angioplastia de retalho de incisão única. Ann Vasc Surg 2011; 25: 1165-1169.

[43] Van Vugt R, Kruse R, Sterkenburg S M, Fritschy W M, Moll Frans L. Endarterectomia semi-fechada para doença oclusiva aorto-ilíaca. Ann Vasc Surg 2010; 24: 1082-1088.

[44] Ricco J.B, Sessa C. Abdominal aorta and iliac artery approaches. EMC (Elsevier Masson SAS, Paris), Techniques chirurgicales - Chirurgie vasculaire, 43-034-A, 2010.

[45]Ballord JL, Yonemonto H, Killeen JD, Linda L. Uma abordagem interessante para a aorta: a abordagem retroperitoneal. Ann Chir Vasc 2000; 14: 1-5.

[46] Sumio Fukui, Tratamento cirúrgico da doença arterial obliterativa dos membros inferiores na atualidade. Presse Med 2004; 33: 1096-8.

[47] Price GE, Turrentine M, Stringfields. Evaluation of end-to-side vs end-to-end proximal anastomosis in aorto-bifemoral bypass. Arch Surg 1982; 117: 1580.

[48] R. Clement Darling, III, Paul B. Kreienberg, Benjamin B. Chang, Philip S.

K. Paty, William E. Lloyd, Robert P. Leather e Dhiraj M. Shah. Resultado de Reconstrução da Artéria Renal (Análise de 687 Procedimentos) Ann Surg. 1999 Oct; 230(4): 524.

[49] Schreiber MJ, Pohl MA, Novick AC. A história natural da doença aterosclerótica e fibrosa da artéria renal. Urol Clin North Am 1984; 11: 383-392.

[50] Zierler RE, Bergelin RO, Isaacson JA, et al. História natural da estenose aterosclerótica da artéria renal: um estudo prospetivo com ultrassonografia duplex. J Vasc Surg 1994; 19: 250- 258.

[51] Hallett JW, Fowl R, O'Brien PC, et al. Operações renovasculares em doentes com insuficiência renal crónica: os benefícios justificam os riscos? J Vasc Surg 1987; 5: 622-627.

[52] Reilly JM, Rubin BG, Thompson RW, et al. Revascularização do rim solitário: um problema difícil numa população de alto risco. Surgery 1996; 120: 732-737.

[53] Franklin SS, Young JD, Maxwell MH. Morbidade e mortalidade operatória na doença renovascular. JAMA 1975; 231: 1148-1153.

[54] Elmore JR, Ray FS, Dillihunt RC, Herbert WE. Insuficiência renal e lesões ateroscleróticas avançadas. Arch Surg 1988; 123: 610-613.

[55] Acher CW, Belzer FO, Grist TM, et al. Função renal tardia em pacientes submetidos a revascularização renal para controlo da hipertensão e/ou preservação renal. Cardiovasc Surg 1996; 4 (5): 602-606.

[56] Cormier F. Cirurgia restauradora de bypass aorto-ilíaco. Encicl Méd Chir: Techniques chirurgicales. Cirurgia vascular 43-035; 1998 :19 p.

[57] Kwaan JH, Connolly JE, Coutsoftides T. Revascularização concomitante dos intestinos durante a reconstrução aorto-ilíaca: impedimento de enfarte intestinal catastrófico. Can J Surg. 1980 Nov; 23(6): 534-6.

[58] Connolly JE, Price T. Aorto-iliac endarterectomy: alost art ?Ann Vasc Surg 2006; 20: 5662.

[59] Abid A, Denguir R, Kaouel K, Gharsallah N, Khanfir I, Chihaoui M, Kalfat T, Khayati A. Revascularização dos membros inferiores por bypasses extra-anatómicos: Um relatório de 80 casos. J Mal Vasc 2001; 26: 307-313.

[60] Benhamou AC, Mercier F, Kieffer E. Contribuição das técnicas laparoscópicas e vídeo-assistidas para a cirurgia aorto-ilíaca. J Mal Vasc 2001; 25: 212.

[61] Ariane J, Francis B. Anestesia e cirurgia da aorta abdominal: especificidades anestésicas segundo os especialistas cirúrgicos 2001; 7: 1-12.

[62] Berens ES, Herde JR. Cirurgia vascular laparoscópica: quatro relatos de casos. J Vasc Surg 1995; 22:73-9.

[63] Dion YM, Gracia CR, Demalsy JC. Cirurgia laparoscópica da aorta. J Vasc Surg 1996; 23: 539.

[64] Said S, Mall J, Peter F, Muller JM. Cirurgia laparoscópica de bypass aorto-femoral: experiências clínicas iniciais e em cadáveres humanos. J Vasc Surg 1999; 29: 639-48.

[65] Coggia M, Javerliat I, Di Centa I et al. Bypass laparoscópico total para doença oclusiva aorto-ilíaca: Experiência com 93 casos. J Vasc Surg 2004; 40: 899-906.

[66] Upchurch GR, Dimick JB, Wainess RM, et al. Difusão de novas tecnologias nos cuidados de saúde: o caso da doença oclusiva aorto-ilíaca. Cirurgia 2004; 136: 812- 818.

[67] Kashyap VS, Pavkov ML, Bena JF, et al. O tratamento da doença oclusiva aorto-ilíaca grave: terapia endovascular rivaliza com a reconstrução aberta. J Vasc Surg 2008; 48: 1451-1457.

[68] Houston JG, MC Collum PT, Stonebridge PA, Raza Z, Shaw JW. Reconstrução da bifurcação aórtica: utilização do stent de nitinol auto-expansível Memothermself-expanding para estenoses e oclusões. Cardiovasc Intervent Radiol 1999; 22: 89-95.

[69] Tegtmeyer CJ, Kellum CD, Kron IL, Mentzer RM, JR. Angioplastia transluminal percutânea na região da bifurcação aórtica. A técnica de dois balões com resultados e estudo de acompanhamento a longo prazo. Radiologia, 1985; 157: 661- 5.

[70] Beckman JA. Peripheral endovascularization: some proof in the pudding? Circulation 2007; 115: 550-552.

[71] Spinosa DD, Leung DA, Harthun NL, et al. Acesso anterógrado e retrógrado simultâneo para recanalização subintimal de oclusão arterial periférica. J Vasc Interv Radiol 2003; 14: 1449-1454.

[72] Bosch JL, Hunink MG. Meta-análise dos resultados da ATP e colocação de stent para doença oclusiva aorto-ilíaca. Radiologia 1997; 204: 87-96.

[73] Jacobs D, Motaganahalli RL, Cox DE, et al. Dispositivos de reentrada no lúmen verdadeiro facilitam a angioplastia subintimal e o stent de oclusões crónicas totais: relatório inicial. J Vasc Surg 2006; 43: 1291-1296.

[74] Jongkind V, Akkersdijk GJ, Yeung KK, Wisselink W. Uma revisão sistemática do tratamento endovascular da doença oclusiva aorto-ilíaca extensa. J Vasc Surg 2010; 52: 1376-83.

[75] Grupo de Trabalho sobre o Diagnóstico e Tratamento das Doenças das Artérias Periféricas da Sociedade Europeia de Cardiologia (ESC). Diretrizes da ESC sobre o diagnóstico e o tratamento das doenças das artérias periféricas. EurHeart Journal (2011) 32, 2851-2906.

[76] Tendera M, Aboyans V, Bartelink M, et al. Diretrizes da ESC sobre o diagnóstico e o tratamento da doença arterial periférica. Eur Heart J 2011; 32:

2851-906.

[77] Rooke TW, Hirsch AT, Misra S, et al. Gestão de doentes com doença arterial periférica (compilação das recomendações das diretrizes da ACCF/AHA de 2005 e 2011): um relatório do Grupo de Trabalho sobre Diretrizes Práticas da American College of Cardiology Foundation/American Heart Association. J Am Coll Cardiol 2013;61:1555-70.

[78] Jeffrey W. Olin, Christopher J. White, Ehrin J. Armstrong, MSC, Daniella Kadian Dodov, William R. Hiatt. Peripheral Artery Disease. Evolving Role of Exercise, Medical Therapy, and Endovascular Options (Papel evolutivo do exercício, terapia médica e opções endovasculares). Journalof the American College of Cardiology VO L .67, NO. 11, 2016.

[79]De Donato G, Bosiers M, Setacci F, et al.24-Month data from the BRAVISSIMO: a large scale prospective registry on iliac stenting for TASC A & B and TASC C & D lesions. Ann Vasc Surg 2015; 29: 738-50.

[80] Consenso Inter-Societário para o tratamento da doença arterial periférica (TASC II). J Vasc Surg 2007; 45(Suppl): 55A-567.

[81] Davidovic L, Vasic D, Maksimovic R, Kostic D, Markovic D, Markovic M. Enxerto aorto-bifemoral: factores que influenciam os resultados a longo prazo. Vascular 2004; 12: 171-178.

[82] Liedenbaum MH, Verdam FJ, Spelt D et al. O resultado do bypass axilo-femoral: uma análise retrospetiva de 45 pacientes. World J Surg 2009 33: 2490-2496.

[83] Martin D, Katz SG. Bypass axilofemoral para doença oclusiva aorto-ilíaca. Am J Surg 2000; 180:100-103.

[84] Schneider JR, McDaniel MD, Walsh DB et al. Bypass axilofemoral: resultados e hemodinâmica em pacientes de alto risco. J Vasc Surg 1992; 15: 952-962.

[85] Olson CJ, Edwards JM, Taylor LM et al. Repetir o enxerto axilofemoral como tratamento para a oclusão do enxerto axilofemoral. Arch Surg 2002; 137: 1364-1367.

[86] Madenci AL, Ozaki CK, Gupta N, Raffetto JD, Belkin M, Mc Phee JT. Resultados perioperatórios da revascularização eletiva do influxo para claudicação dos membros inferiores no banco de dados do Programa Nacional de Melhoria da Qualidade Cirúrgica do American College of Surgeons. Am J Surg. 2016 Sep; 212(3): 461-467.e2. doi: 10.1016/j.amjsurg.2015.10.016. Epub 2015 Dec 13.

[87] Anidjar S, Decaix B, Bertrand M, et al. Mortalidade e morbilidade pós-operatórias na cirurgia direta de lesões oclusivas aorto-ilíacas crónicas. In: Kieffer E ed. Les Lésions Occlusives Aorto-iliaques Chroniques. Paris: AERCV, 1991. pp 181-189.

[88] Bredahl K, Jensen LP, Schroeder TV, Sillesen H, Nielsen H, Eiberg JP. Mortalidade e complicações após procedimentos de bypass bifurcado aórtico para doença oclusiva aorto-ilíaca crónica. J Vasc Surg 2015 Jul;62(1):75-82. doi: 10.1016/j.jvs.2015.02.025.

[89] Darling RC III, Kreienberg PB, Shah DM, Chang BB, Leather RP. Reconstrução da aorta e revascularização concomitante da artéria renal por via retroperitoneal: técnicas e resultados. Sem Vasc Surg 1996; 9 (3): 231-235.

[90] Chaikof EL, Smith RB, Salam AA, et al. Reconstrução empírica da artéria renal: resultados a longo prazo. J Vasc Surg 1996; 24: 406-414.

[91] Calligaro, K.D, Azurin, D.J, Dougherty, M.J, Dandora, R, Bajgier, S.M, Simper, S et al. Pulmonary risk factors of elective abdominal aortic surgery. J Vasc Surg 1993; 18: 914- 920.

[92] David A Axelrod James C Stanley, Gilbert R Upchurch Jr, Shukri Khuri, Jennifer Daley, William Henderson, Sonia Demonner, Peter K Henke. Risco para

acidente vascular cerebral após cirurgia vascular electiva não carotídea. Journal of Vascular Surgery Volume 39, Edição 1, janeiro de 2004, Páginas 67-72.

[93] Cormier F, Fackas JC. Complicações da cirurgia de bypass aorto-ilíaco. Encycl Med Chir, Techniques chirurgicales, Chirurgie vasculaire 1999; 43-45: 22p.

[94] Cambria RP, Brewster DC, Abbott WM, Freehan M, Megerman J, La Muraglia G, et al. Trans-peritoneal versus abordagem retroperitoneal para reconstrução da aorta: um estudo prospetivo randomizado. J Vasc Surg 1990; 11: 314-25.

[95] Sicard GA, Reilly JM, Rubin BG, Thompson RW, Allen BT, Flye MW, et al. Trans-abdominal versus incisão retroperitoneal para cirurgia da aorta abdominal: relatório de um estudo prospetivo randomizado. J Vasc Surg 1995; 21: 174-81.

[96] A. Nevelsteen, L. Wouters e R. Suy. Reconstrução Aortofemoral com Dacron para Doença Oclusiva Aortoilíaca: A 25-year Survey. Eur J Vasc Surg 1991; 5, 179-186.

[97] D. Emerick Szilagyi, Joseph P. Elliott, Jr., Roger F. Smith, Daniel J. Reddy e Michalene Mc Pharlin, R.N., Detroit, Michigan. A thirty-year survey of the reconstructive surgical treatment of aorto-iliac occlusive disease. Jornal de Cirurgia Vascular 428.

[98] W B Campbell, L J M T Tambeur, V R Geens. Complicações locais após cirurgia de bypass arterial. Ann R Coll Surg Engl 1994; 76: 127-131

[99] Gelman S. The pathophysiology of aortic cross-clamping and unclamping. Anesthesiology 1995; 1026-50.

[100]Lacquet JP, Lacroix H, Nevelstenn A, Suy R. Aneurisma inflamatório da aorta. Um estudo retrospetivo de 100 casos. Ata Chir Belg 1997; 97: 286-92.

[101] De Palma RG, Levine SB, Feldman S. Preservação da função erétil após reconstrução aorto-ilíaca. Arch Surg 1978; 113: 958.

[102] Chiu KW, Davies RS, Nightingale PG, Bradbury AW, Adam DJ. Revisão do tratamento cirúrgico aberto anatómico direto da doença oclusiva aorto-ilíaca aterosclerótica. Eur J Vasc Endovasc Surg 2010; 39: 460-471.

[103] Cormier F, Farkas JC. Complicações da cirurgia de bypass aorto-ilíaco restaurador. EMC Techniques chirurgicales - Chirurgie vasculaire, 43-045.

[104] Nevelsteen A, Suy R. Oclusão do enxerto após bypass aorto-femoral de Dacron. Ann Vasc Surg 1991; 5: 32-37.

[105] Cron JP, Cron J, Blanchard D. Resultados a longo prazo das próteses aorto-bifemorais na cirurgia da estenose ateromatosa do arco aórtico. Arch Mal Cœur 1998; 91: 21-28.

[106] Nolan KD, Benjamin ME, Murphy TJ, et al. Bypass fémoro-femoral para oclusão de membro de enxerto aorto-femoral: Uma experiência de dez anos. J Vasc Surg 1994; 19: 851.

[107] Enrique Criado, Blaire A Keagy, Chapel Hill. Revascularização aorto-ilíaca por bypass a partir da aorta torácica descendente: indicações e resultados a longo prazo. Ann Chir Vasc 1994; 8: 38-47.

[108] Aguiar ET, Langer B, Lobato AC. Risco de falso aneurisma e infeção protética após cirurgia de revascularização aortofemoral com prótese: estudo retrospetivo de 211 casos. J Mal Vasc 1996; 21: 36-39.

[109] Van Der Akker PJ, Van Schifgoarde R, Brande R. Falso aneurisma após reconstrução protética para doença obstrutiva aorto-ilíaca. Ann Surg 1989; 210: 658-66.

[110] Thony F, Michoud M, Monnin V, Ferretti G, Rodière M. Imagiologia da aorta abdominal patológica. Feuillets de radiologie 2016; xxx:1-24.

[111] Seeger JM, Pretus HA. Welborn MB et al. Resultado a longo prazo após o tratamento da infeção do enxerto aórtico com enxerto de bypass extra-anatómico faseado e remoção do enxerto aórtico. J Vasc Surg 2000; 32: 451-461.

[112] Kieffer E, Gomes D. Chiche L et al. Allograft replacement for infrarrenal aortic graft infection: early and lateresultsin179 patients. J Vasc Surg 2004; 39: 1009-1017.

[113] Constans J. Fístulas aorto duodenais secundárias: relato de 7 casos. Rev Med Interne 1999; 20: 121-7.

[114] Bergqvist D, Bjorkman H, Bolin T, Dalman P, Elfstrom J, Forsberg O, et al. Secondary aorto enteric fistulae-changes from 1973to 1993. Eur J Vasc Endovasc Surg 1996; 11: 425-8.

[115] Tacchini S. Achados de TC de fístulas aorto-entéricas secundárias. Radiol Med 2005; 110:492-500.

[116] Kuestner LM, Reilly LM, Jicha DL, Ehrenfeld WK, Goldstone J, Stoney RS. Fístula aorto-entérica secundária: resultado contemporâneo com o uso de bypass extra-anatómico e excisão de enxerto infetado. J VascSurg 1995; 21: 184-96.

ÍNDICE DE CONTEÚDOS

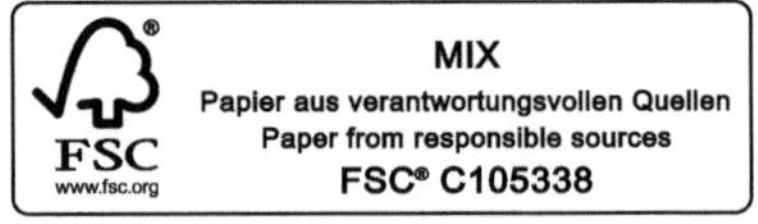

Printed by Books on Demand GmbH, Norderstedt / Germany